AF509840

RÉPUBLIQUE FRANÇAISE

DÉPARTEMENT DE LA HAUTE-LOIRE

SERVICE GRATUIT ET OBLIGATOIRE

DE LA

VACCINATION

ET DE LA

REVACCINATION

1° Règlement départemental.
2° Arrêté nommant les vaccinateurs.
3° Barême pour la répartition de la dépense.

LE PUY

IMPRIMERIE RÉGIS MARCHESSOU

PEYRILLER, ROUCHON ET GAMON, SUCCESSEURS

23, BOULEVARD CARNOT, 23

1905

SERVICE

DE LA VACCINATION ET DE LA REVACCINATION

RÈGLEMENT DÉPARTEMENTAL

ARRÊTÉ

Le Préfet de la Haute-Loire, Chevalier de la Légion d'Honneur, officier de l'Instruction publique.

Vu la loi du 15 février 1902, relative à la protection de la santé publique, notamment l'article 6 ainsi conçu :

« *La vaccination antivariolique est obligatoire au cours de la* « *première année de la vie ainsi que la revaccination au cours* « *de la onzième et de la vingt et unième année.*

« *Les parents ou tuteurs sont tenus personnellement de l'exé-* « *cution de la dite mesure.* »

Vu le décret du 27 juillet 1903 portant règlement d'administration publique sur la vaccination ;

Vu la circulaire de M. le Président du Conseil, Ministre de l'Intérieur et des Cultes, en date du 7 août 1903, sur l'obligation de la vaccination et de la revaccination antivariolique ;

Vu l'arrêté ministériel du 28 mars 1904 relatif aux services de vaccine et aux obligations des praticiens chargés de ces services ; ensemble les instructions annexées à cet arrêté ;

— 4 —

Vu les délibérations du Conseil Général en date des 20 août 1903 et 12 avril 1904 ;

ART. 1ᵉʳ. — Un service gratuit de vaccination et de revaccination est institué dans le département de la Haute-Loire.

ART. 2. — Conformément à la délibération du Conseil Général du 12 avril 1904, le département est divisé en 41 centres de vaccination, savoir :

1º *Allègre*, comprenant les communes d'Allègre, Monlet, Céaux-d'Allègre, Vernassal, La Chapelle-Bertin, Varennes-St-Honorat, Fix-Saint-Geneys, Bellevue-la-Montagne, Lissac, Saint-Paulien, Saint-Geneys-près-Saint-Paulien et Vazeilles-Limandre.

2º *Craponne-sur-Arzon*, comprenant les communes de Craponne-sur-Arzon, Saint-Georges-Lagricol, Saint-Jean-d'Aubrigoux, Beaune, Saint-Victor-sur-Arlanc, Chomelix, Jullianges et Saint-Julien d'Ance.

3º *Saint-Privat-d'Allier*, comprenant les communes de Saint-Privat-d'Allier, Saint-Didier-d'Allier, Monistrol d'Allier, Saint-Jean-Lachalm, Le Vernet et Bains.

4º *Le Monastier*, comprenant les communes du Monastier, Présailles, Chadron, Freycenet-Latour, Laussonne, Alleyrac, Saint-Martin-de-Fugères, Freycenet-Lacuche, Moudeyres, Goudet, Les Estables, et Salettes.

5º *Pradelles*, comprenant les communes de Pradelles, Saint-Étienne-du-Vigan, Saint-Paul-de-Tartas, Saint-Arcons-de-Barges, Barges, Rauret, La Sauvetat, Landos, Arlempdes, Vielprat, Lafarre, et Saint-Haon.

6º *Le Puy*, comprenant les communes du Puy, Aiguilhe, Espaly-Saint-Marcel, Vals-près-le-Puy, Chadrac, Ours-Mons, Taulhac, Brives-Charensac, Ceyssac, Le Monteil, Polignac, Coubon, Cussac, Blavozy, Saint-Christophe-sur-Dolaison, Saint-Germain-Laprade, Saint-Quintin-Chaspinhac, Blanzac, Sanssac-l'Eglise, Saint-Vidal, Borne, Solignac-sur-Loire, Chaspuzac, Séneujols, Loudes, Vergezac, Le Brignon, Cayres, Saint-Jean-de-Nay, Le Bouchet-Saint-Nicolas et Ouïdes.

7º *Saint-Julien-Chapteuil*, comprenant les communes de Saint-Julien-Chapteuil, Saint-Pierre-Eynac, Queyrières, Saint-Hostien, Lantriac, Montusclat, Le Pertuis, Saint-Étienne-Lardeyrol, Champclause, Saint-Front, Fay-le-Froid, Chaudeyrolles et les Vastres.

8° *Vorey*, comprenant les communes de Vorey, Roche-en-Régnier, Saint-Vincent et Saint-Pierre-Duchamp.

9° *Rosières*, comprenant les communes de Rosières, Beaulieu, Mézères, Malrevers et Lavoûte-sur-Loire.

10° *Saugues*, comprenant les communes de Saugues, Cubelles, Venteuges, Esplantas, Grèzes, Prades, Saint-Préjet-d'Allier, Charraix, Croisances, Vazeilles-près-Saugues, Chazelles, Thoras, La Besseyre-Saint-Mary, Chanaleilles, Vabres, Alleyras, Auvers, Saint-Vénérand, Saint-Christophe-d'Allier.

11° *Auzon*, comprenant les communes d'Auzon, Vézézoux, Azérat, Vergongheon, et Saint-Hilaire.

12° *Lempdes*, comprenant les communes de Lempdes, Chambezon et Léotoing.

13° *Langeac*, comprenant les communes de Langeac, Reilhac, Chanteuges, Mazeyrat-Crispinhac, Saint-Arcons-d'Allier, Tailhac, Saint-Julien-des-Chazes, Pébrac, Vissac, Sainte-Marie-des-Chazes, Pinols, Siaugues-Saint-Romain, Desges, Saint-Bérain, Auteyrac.

14° *Lavoûte-Chilhac*, comprenant les communes de Lavoûte-Chilhac, Saint-Cirgues, Aubazat, Blassac, Chilhac, Saint-Austremoine, Arlet, Saint-Privat-du-Dragon, Villeneuve-d'Allier, Cronce, Saint-Ilpize, Ally, Ferrussac, Chastel et Mercœur.

15° *Brioude*, comprenant les communes de Brioude, Paulhac, Beaumont, Fontannes, Vieille-Brioude, Cohade, La Mothe, Saint-Laurent-Chabreuges, Bournoncle, Lavaudieu, Saint-Just-près-Brioude, Chaniat, Javaugues, Saint-Géron, Saint-Beauzire et Lubilhac.

16° *La Chaise-Dieu*, comprenant les communes de La Chaise-Dieu, Malvières, La Chapelle-Geneste, Sembadel, Bonneval, Connangles, Félines, Cistrières, Saint-Pal-de-Murs et Berbézit.

17° *Sainte-Florine*, comprenant les communes de Sainte-Florine et de Frugères-les-Mines.

18° *Champagnac*, comprenant les commune de Champagnac, Saint-Vert, Agnat, Chassignolles et Laval.

19° *Blesle*, comprenant les communes de Blesle, St-Étienne-sur-Blesle, Grenier-Montgon, Autrac, Espalem, Torsiac et Lorlanges.

20° *Paulhaguet*, comprenant les communes de Paulhaguet, Chassagne, Couteuges, Salzuit, La Chomette, Domeyrat, Mazeyrat-Aurouze, Saint-Préjet-Armandon, Vals-le-Chastel, Saint-Étienne-près-Allègre, Montclard, Collat, Frugières-le-Pin, Josat et Saint-Didier-sur-Doulon.

21° *Saint-Georges-d'Aurac*, Saint-Georges-d'Aurac, Chavaniac-Lafayette, Saint-Eble, Cerzat, Jax et Sainte-Eugénie-de-Villeneuve.

22° *Bas*, comprenant la commune de Bas.

23° *Valprivas*, comprenant la commune de Valprivas.

24° *Saint-Pal-en-Chalencon*, comprenant la commune de Saint-Pal-en-Chalencon.

25° *Tiranges*, comprenant les communes de Tiranges, Boisset et Saint-André-de-Chalencon.

26° *Monistrol-sur-Loire*, comprenant la commune de Monistrol-sur-Loire.

27° *Beauzac*, comprenant la commune de Beauzac.

28° *Saint-Maurice-de-Lignon*, comprenant la commune de Saint-Maurice-de-Lignon.

29° *Sainte-Sigolène*, comprenant les communes de Sainte-Sigolène et Les Villettes.

30° *Montfaucon*, comprenant les communes de Montfaucon-Raucoules, Montregard, Saint-Julien-Molhesabathe et Saint-Bonnet-le-Froid.

31° *Dunières*, comprenant les communes de Dunières et de Riotord.

32° *Saint-Didier-la-Séauve*, comprenant les communes de Saint-Didier-la-Séauve et Saint-Victor-Malescours.

33° *Aurec*, comprenant les communes d'Aurec, Malvalette et La Chapelle-d'Aurec.

34° *Pont-Salomon*, comprenant les communes de Pont-Salomon et Saint-Ferréol-d'Auroure.

35° *Saint-Just-Malmont*, comprenant la commune de Saint-Just-Malmont.

36° *Saint-Pal-de-Mons*, comprenant les communes de Saint-Pal-de-Mons et Saint-Romain-Lachalm.

37° *Tence*, comprenant les communes de Tence, Chenereilles, Le Chambon-de-Tence et le Mas-de-Tence.

38° *Saint-Jeures*, comprenant les communes de Saint-Jeures, Araules et Mazet-Saint-Voy.

39° *Yssingeaux*, comprenant les communes d'Yssingeaux, Bessamorel, Beaux et Saint-Julien-du-Pinet.

40° *Retournac*, comprenant les communes de Retournac, Chamalières et Solignac-sur-Roche.

41° *Lapte*, comprenant les communes de Lapte et Grazac.

Art. 3. — Le service de la vaccination sera confié, dans chacun des centres ci-dessus, à un ou plusieurs praticiens.

La nomination de ces praticiens fera l'objet d'un arrêté préfectoral spécial.

Le service ne pourra être exercé qu'exceptionnellement par les sages-femmes et à défaut de docteur en médecine dans la circonscription.

Art. 4. — Les vaccinations ou revaccinations publiques seront pratiquées exclusivement avec le vaccin animal, délivré par un établissement vaccinogène remplissant les conditions prescrites par le Décret du 27 juillet 1903 et l'arrêté ministériel du 30 mars 1904. Ce vaccin sera fourni par le département aux médecins qui devront adresser leurs demandes à la préfecture en indiquant le nombre approximatif de vaccinations à effectuer.

Art. 5. — Les opérations vaccinales gratuites auront lieu dans chaque commune, tous les ans, au mois de mai. Le jour et l'heure de ces opérations devront être indiqués aux maires, par le médecin vaccinateur, au moins *quinze* jours à l'avance afin de permettre à l'autorité municipale de leur donner toute la publicité nécessaire.

Des affiches seront à cet effet placardées, par les soins de la municipalité : elles indiqueront le lieu et la date de la séance et rappelleront les obligations légales et les pénalités encourues.

Dans les *dix* jours qui suivront l'apposition de ces affiches, les parents ou tuteurs devront déclarer à la mairie leurs enfants en âge d'être vaccinés ou revaccinés. Ils seront tenus de les soumettre à l'opération vaccinale et à la constatation des résultats au cours de la séance de révision.

Toutefois ils seront libres de satisfaire à leur obligation en déposant à la mairie un certificat délivré par un praticien de leur choix, attestant la vaccination ou revaccination, la date et le résultats de ces opérations.

Art. 6. — Les vaccinateurs devront 7 jours au plus tôt après la date de vaccination, se transporter de nouveau dans chaque commune pour contrôler les résultats de leur opération et la renouveler s'il y a lieu.

Art. 7. — En dehors des prescriptions formulées par le présent règlement, les praticiens chargés du service public auront le devoir de se conformer aux obligations résultant pour eux des instructions spéciales de l'Académie de médecine et du Comité consultatif d'hygiène publique de France.

Art. 8. — Le service technique de la vaccine est placé sous le contrôle de commissions spéciales correspondant aux dix commissions sanitaires du département et composées des mêmes membres.

Art. 9. — Conformément à la délibération du Conseil Général

du 12 avril 1904, la rémunération des vaccinateurs sera calculée sur les bases suivantes :

« *a*) Indemnité kilométrique : cinquante centimes par kilomè-
« tre parcouru, en prenant pour base la distance du chef-lieu de
« commune au domicile du vaccinateur le plus rapproché, soit
« 1 fr. par kilomètre (aller et retour).

« *b*) Indemnité de vaccination : cinquante centimes pour cha-
« cune des cinquante premières vaccinations avec minimum de
« 5 fr. par séance : trente centimes pour chacune des suivantes
« avec maximum de 50 fr. par séance. Dans ce chiffre de 50 fr.
« sont comprises les 50 premières vaccinations.

« *c*) Pour les séances de révision et la délivrance des certificats
« individuels, une somme globale de 5 fr. s'il y a moins de
« 50 examens, de 10 fr. s'il y en a plus ; »

ART. 10. — Les listes des personnes soumises obligatoirement par leur âge soit à la vaccination première, soit à une revaccination, seront dressées par les soins des municipalités de la façon suivante :

Pour la première vaccination, la liste comprend : 1° Tous les enfants de trois mois à un an, nés dans la commune et relevés sur le registre de l'état civil ; 2° les enfants du même âge, nés dans une autre commune, mais résidant dans la localité ; 3° les enfants plus âgés qui n'auraient pas été vaccinés antérieurement ; 4° ceux qui ont déjà été vaccinés, mais sans succès.

Pour la première revaccination :

Tous les enfants inscrits dans les écoles publiques ou privées ainsi que ceux recevant l'instruction à domicile qui ont atteint leur 11ᵉ année au moment de la séance de vaccination et ceux, quel que soit leur âge, qui n'auraient pas subi la vaccination.

Pour la deuxième revaccination :

Toutes les personnes qui se trouvent au cours de leur 21ᵉ année et résident dans la commune.

Il y a lieu d'ajouter aux trois listes ainsi déterminées une liste supplémentaire, prévue à l'article 9 du décret du 27 juillet 1903, sur laquelle seront inscrites (en dehors des enfants déjà compris au § 4 de la première liste) toutes les personnes dont la vaccination doit être renouvelée pour cause d'insuccès, ainsi que toutes celles dont la première vaccination ou la revaccination a été ajournée en raison de leur état de santé par application des dispositions de l'article 8 du décret du 27 juillet 1903.

Les séances gratuites de vaccination devront également être largement ouvertes aux personnes de tout âge qui désireraient se soumettre à l'opération vaccinale. Ces personnes formant une catégorie, en quelque sorte facultative, feront l'objet d'une liste spéciale.

Art. 11. — Les listes ainsi établies seront remises à chaque séance, par les soins de l'administration municipale, au praticien chargé de procéder aux opérations. Ce dernier y inscrira en regard de chaque nom, la date de la vaccination et postérieurement les résultats qu'elle aura donnés. Il y fera figurer également les constatations portées sur les certificats qui auront été fournis par ceux qui se seraient fait vacciner en dehors des séances officielles.

Art. 12. — Si le médecin vaccinateur, au cours de la séance de vaccination gratuite, estime qu'un sujet qui lui est présenté ne peut être vacciné à cause de son état de santé, il fera mention de cette impossibilité sur la liste, en regard du nom de l'intéressé. Il inscrira une mention analogue en regard du nom de ceux pour lesquels il aura été produit un certificat constatant la même impossibilité, signé par le médecin qui les traite.

Art. 13. — Dans le cas d'insuccès, la vaccination devra être renouvelée le plus tôt possible, et, au plus tard, à la prochaine séance de vaccination.

Il sera dressé, pour cette séance, une liste supplémentaire sur laquelle seront inscrites toutes les personnes dont la vaccination, doit être renouvelée, ainsi que toutes celles dont la première vaccination ou la revaccination, a été ajournée pour le motif indiqué à l'article 12.

Après vérification du succès de chaque vaccination le médecin vaccinateur délivrera aux parents ou tuteurs des personnes soumises à l'opération, un certificat individuel attestant qu'ils ont satisfait aux obligations de la loi. Pareille pièce sera délivrée à ceux qui ont présenté le certificat prévu par l'article 5. — Les formules de certificats seront préparées par les soins des secrétaires de mairie.

Art. 14. — L'étranger qui aura établi sa résidence en France est soumis, pour lui-même et pour ses enfants, aux prescriptions du présent règlement dans le lieu de sa résidence.

Art. 15. — Après la dernière séance de révision concernant sa commune, le maire préviendra par avertissement individuel les parents ou tuteurs qui n'auront pas satisfait aux obligations inscrites dans l'article 5 du présent règlement, qu'ils sont tenus de présenter avant la fin de l'année durant laquelle leurs enfants sont soumis à la vaccination ou à la revaccination, un certificat conforme à celui prévu par le même article. A l'expiration de ce délai, le maire ou le Commissaire de police dressera contre ceux qui n'ont pas fourni cette justification un procès-verbal constatant contravention à l'article 6 de la loi du 15 février 1902, et le transmettra immédiatement au magistrat chargé des fonctions du ministère public près le tribunal de simple police.

Art. 16. — Les contraventions à la loi du 15 février 1902 et aux prescriptions du présent règlement seront poursuivies conformément aux dispositions contenues dans le titre IV de la dite loi.

Art. 17. — A l'issue des opérations vaccinales, les maires enverront immédiatement les listes de vaccination de leur commune au Préfet ou au Sous-Préfet.

Art. 18. — Les médecins vaccinateurs devront chaque année adresser au Préfet un rapport sur la marche et les résultats du service dans leur circonscription.

Art. 19. — Le présent arrêté sera inséré au Recueil des Actes administratifs, ainsi que le barème indiquant la part contributive des communes dans la dépense nécessitée par le nouveau service de vaccination.

Au Puy, le 17 novembre 1904.

Le Préfet,

A. BONHOURE.

ARRÊTÉ NOMMANT LES VACCINATEURS

Nous Préfet de la Haute-Loire, Chevalier de la Légion d'honneur, Officier de l'Instruction publique,

Vu, en date du 17 novembre 1901, notre arrêté réglementant le service départemental de la vaccination obligatoire ;

Vu l'article 2 du décret du 27 juillet 1903 ;

Vu la délibération de la Commission départementale, en date du 31 mars 1905 ;

ARRÊTONS :

ARTICLE PREMIER. — A dater du 1er mai 1905, le service de la vaccination obligatoire sera confié, dans chacun des 14 centres médicaux du département de la Haute-Loire, aux praticiens ci-après désignés :

Centre d'Allègre. — M. le docteur Eyraud.

Centre de Craponne-sur-Arzon. — MM. les docteurs Thévenon, Soumaire et Surrel.

Centre de Saint-Privat-d'Allier. — Mme Chapel, sage-femme.

Centre du Monastier. — MM. les docteurs Chaussende et Ollier.

Centre de Pradelles. — M. le docteur Carrière.

Centre du Puy. — MM. les docteurs Coiffier, Fabre, Alirol, Vibert, Latour, Suttel, Tuja, Abrial, Morel et Kaëppelin.

Centre de Saint-Julien-Chapteuil. — M. le docteur Masseguin.

Centre de Vorey. — Mlle Chabrier, sage-femme.

Centre de Rosières. — Mlle Chabrier, sage-femme à Vorey.

Centre de Saugues. — MM. les docteurs Gervais et Rolland.

Centre d'Auzon. — M. Domas, officier de santé.

Centre de Lempdes. — M. le docteur Chalchat.

Centre de Langeac. — MM. les docteurs Galice (F.-F. et Tronchère.

Centre de Lavoute-Chilhac. — M. le docteur Marsset.

Centre de Brioude. — MM. les docteurs Devins, Guignabert, Porte, Lazinier, Sabatier, et de Rochely.

Centre de la Chaise-Dieu. — M. le docteur Neveux.

Centre de Sainte-Florine. — M. le docteur Gigante.

Centre de Champagnac. — M. Domas, officier de santé à Auzon.

Centre de Blesle. — M. le docteur Barrès.

Centre de Paulhaguet. — MM. les docteurs Vidal, Martial et Rouchon.

Centre de Saint-Georges-d'Aurac. — M. le docteur Vidal, à Paulhaguet.

Centre de Bas-en-Basset. — M. le docteur Carrier de Boissy.

Centre de Valprivas. — M. le docteur Carrier de Boissy.

Centre de Saint-Pal-en-Chalencon. — M. le docteur Foucherand.

Centre de Tiranges. — Mlle Brun, sage femme.

Centre de Monistrol-sur-Loire. — M. le docteur Demurger, à Monistrol.

Centre de Beauzac. — M. le docteur Gire à Monistrol-sur-Loire.

Centre de Saint-Maurice-de-Lignon. — M. le docteur Demurger.

Centre de Sainte-Sigolène. — M. le docteur James.

Centre de Montfaucon. — M. le docteur Veylon.

Centre de Dunières. — MM. le docteur Lemoyne-de-Vernon et Garnier, officier de santé.

Centre de Saint-Didier-la-Séauve. — MM. les docteurs Boulet et Charrin.

Centre d'Aurec. — Mme Charbonnier et Mlle Chabany, sages-femmes.

Centre de Pont-Salomon. — Mme Robèque, sage-femme.

Centre de Saint-Just-Malmont. — M. le docteur Rechatin.

Centre de Saint-Pal-de-Mons. — Mme Hilaire, sage-femme.

Centre de Tence. — MM. les docteurs Olivier et Mariani.

Centre de Saint-Jeures. — Mme Vve Cheynel, sage-femme.

Centre d'Yssingeaux. — MM. les docteurs Manisolle, Michel Paul et Jouve.

Centre de Retournac. — M. le docteur Bousquet.

Centre de Laple. — Mme Jannel, sage-femme.

ART. 2. — Il sera établi un roulement entre les divers médecins de chaque centre, chargés d'assurer le service, chacun pour une année, à tour de rôle, et à la priorité d'ancienneté au point de vue de la résidence.

ART. 3. — Le présent arrêté sera notifié à chacun des vaccinateurs et inséré au *Recueil des Actes administratifs*.

Fait au Puy, le 12 avril 1905.

Le Préfet,

Signé : A. BONHOURE.

BARÊME

Servant à déterminer la part de dépense à couvrir par les communes au moyen des ressources extraordinaires (centimes additionnels et taxes d'octroi) et le montant de la subvention qui doit leur être allouée, eu égard à la valeur du centime additionnel.

VALEUR DU CENTIME COMMUNAL	PORTION DE LA DÉPENSE A COUVRIR	
	par les communes au moyen des ressources extraordinaires.	par le département au moyen de ses subventions et de celles de l'État.
Au dessous de 20 francs..........	20 0/0	80 0/0
De 20 fr. 01 à 40 francs	25 —	75 —
De 40 fr. 01 à 60 —	30 —	70 —
De 60 fr. 01 à 80 —	35 —	65 —
De 80 fr. 01 à 100 —	40 —	60 —
De 100 fr. 01 à 200 —	50 —	50 —
De 200 fr. 01 à 300 —	60 —	40 —
De 300 fr. 01 à 600 —	70 —	30 —
De 600 fr. 01 à 900 —	80 —	20 —
De 900 fr. 01 et au-dessus........	90 —	10 —

www.ingramcontent.com/pod-product-compliance
Lightning Source LLC
LaVergne TN
LVHW011936170726
843501LV00011BA/4438